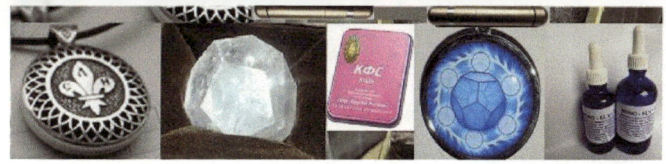

AF190204

Wenn wir die Liebe wählen und zur/m Liebenden werden, eröffnet uns das Leben ungeahnte Unterstützung, Hilfe, in einem Leben, in dem es wohl um uns steht.

Liebe ist und Du kannst sie mit Deinem ganzen Herzen in Fülle weitergeben – dennoch wird sie immer mehr

Erste Auflage 19.02.2018
ISBN 9783746045078
Das Handbuch zum Massagestab von Gesundheit und Lebensfreude
Erstellt von Robert Klaushofer

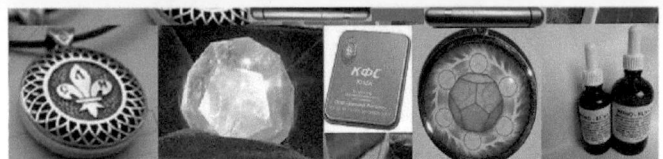

Index

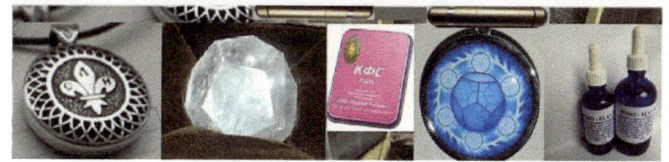

Massagestab von
Gesundheit und Lebensfreude

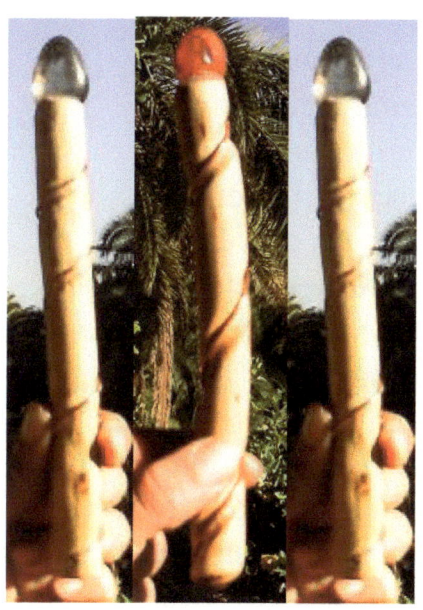

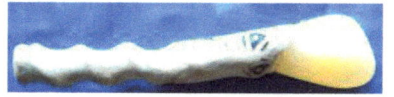

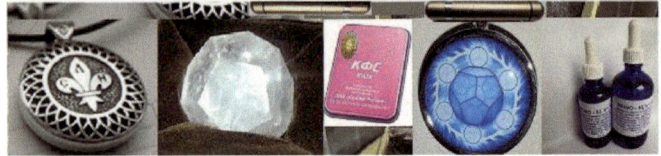

Vorwort

Dieses Büchlein, soll Dir mit seinen Tipps und
Anwendungsmöglichkeiten helfen, dass Du
leichter den Umgang und den gewünschten
Erfolg mit dem Massagestab erreichst.

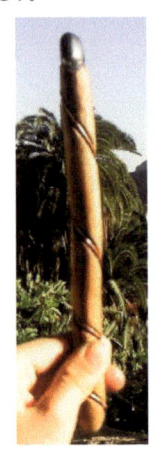

Alles was ich Dir in diesem Buch
erzähle, ist meine Meinung, mit
welcher ich nicht überzeugen oder
zur Nachahmung empfehle. Alles
was Du vielleicht von dem Inhalt in
diesem Buch anwendest oder
machst, erfolgt auf eigene Gefahr
und Eigenverantwortung. 😊

Da ich Masseur und Heiler bin, wollte ich
schon immer selbst Massagestäbe herstellen,
um meinen Kunden eine einfache Möglichkeit
der Selbstbehandlung zu bieten.
Nach ein paar Tests, habe ich die Herstellung
der passenden Massagestäbe gefunden und
wollte diese natürlich auch über die Webseite
anbieten. Es kam nie dazu, weil die
Massagestäbe immer sehr schnell ausverkauft
waren. Jetzt habe ich eine Massagepause, weil
wir nicht mehr so knapp bei Menschen wohnen

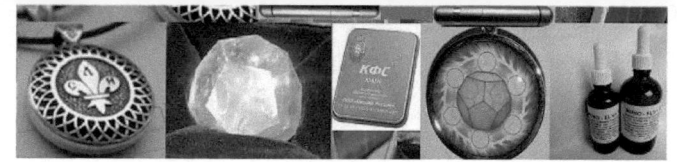

und kann so die Stäbe über meine Webseite und den Shop anbieten. Auf den Seiten findest Du bei den einzelnen Stäben die Bedeutung und mögliche Wirkung der Steine, die an den Stäben angebracht sind. Alles ist individuell und kann sein – müssen tut nichts.

Die Massagestäbe sind alle von mir handgemacht. Aus gutem Holz und die Steine die ich verwende sind fast unberührt.
Ich glaube auch, dass es sehr vorteilhaft sein kann, wenn jeder seinen eigenen Massagestab hat, denn die Halbedelsteine nehmen oder reagieren auch auf das Schwingungsmuster der Menschen, die ihn verwenden. Wenn Du einen eigenen Stab hast, kann sich die Wirkung verstärken, weil dann Dein Stein unbehindert und ohne Verwirrung durch Andere für Dich wirken kann.
Einen Stab kann sich jeder Mensch der will, für persönliche Zwecke anschaffen und einen, dass Du andere massieren kannst. So kann Dein Massagestab und Stein, sein ganzes Potential für Dich entfalten.
Durch spielerisches Anwenden an Dir selbst, wirst Du schnell erkennen was angenehm ist und zum gewünschten möglichen Erfolg führt.

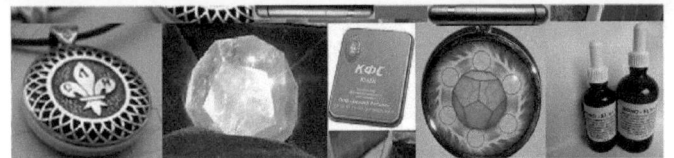

Die Steine sind mit Heißkleber befestigt,
damit die Festigkeit gegeben ist. Vielleicht
hast Du eine Idee eines Naturstoffes, der
den Stein auch fest genug hält, dann lass es
mich bitte wissen.

Der Kupferdraht wirkt als Verbindung und um
einen Energiekreislauf aufrecht zu erhalten.
Dieser Energiekreislauf betrifft auch Deine
Gedanken, Deine Gefühle und Deine
Einstellung, die natürlich maßgeblich an der
Anwendung oder Massage beteiligt sind. Alles
ist miteinander verbunden. So ist es ein
Wichtiges, dass während der Anwendung oder
Massage an Anderen, niemals der Kontakt
unterbrochen wird, was ich später noch
beschreibe.

Der Massagestab kann eine schnelle Hilfe
bewirken und eine längere angenehme Massage
begleiten.

Je nachdem wie begnadet Du bist, kannst Du
mit dem Massagestab von leichten Massagen
bis Begradigungen alles machen.
Fußreflezonen- Massage, Akupressur,

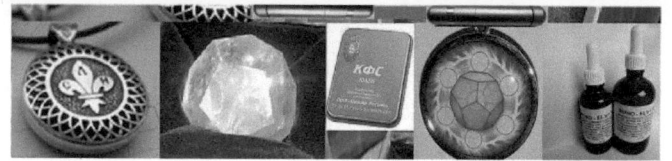

Meridianbehandlung, Muskelverspannungen,
bei Schmerzen, müde Beine und einiges mehr.
Hier in diesem Büchlein gebe ich Dir die
Hauptmeridiane und einige andere Zonen und
Punkte, damit Du leichter in dieses Thema
einsteigen kannst.
Halte es einfach und spielerisch, so lernen wir
am schnellsten und bleibend. ☺
Mit diesem Massagestab hast Du wirklich die
Möglichkeit, in vielen Alltagssituationen
helfend zu unterstützen. Jedes Unwohlsein
hat auch seine Entsprechung in den
Meridianen und Körperzonen, was weiter unten
bei den Meridianen beschrieben steht.

Für professionelle Masseure kann dieser Stab
ein großes Plus bringen, weil mehr
Möglichkeiten der Behandlung gegeben sind.
Wirbeln und Bandscheiben können leichter
korrigiert werden, Triggerpunkte leichter
behandelt werden und Verspannungen oder
Verhärtungen in der Muskulatur, können
anders und vielleicht wirkungsvoller
bearbeitet werden.
Mit den Fingern kann oft nicht lange genug
und auch nicht fest genug gedrückt werden.
Dieses Drücken wird ischämische Kompression

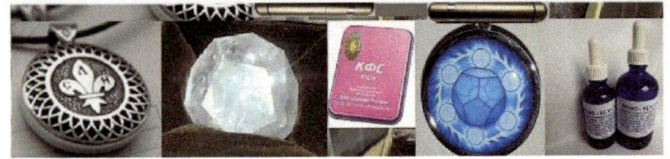

genannt. Diese Triggerpunkte oder schmerzenden Stellen können durch kurze Striche, die maximal 1 bis 2 cm lang sind oder eben durch Drücken und loslassen aufgelöst werden. Mit dem Stein, der sich weicher anfühlt als er ist, kann punktgenau auf Triggerpunkte eingegangen werden und Knochennahe Stellen leichter massiert werden.
Eine herrliche Sache.

Gesundheit ist eine Lebenseinstellung und Wichtig erscheint mir dabei, dass wir uns so viel wie möglich über uns informieren, auf unseren Körper hören und achten.

Gesund kann Dich nichts und niemand machen, nur DU SELBST. Dieser kleine Massagestab ist eine Möglichkeit, die Dich jeden Tag daran erinnern kann, wie Du leben möchtest. Wenn Du Dir Gutes tust, kommt immer mehr davon in Dein Leben. Gesundheit ist eben nur eine andere Einstellung. Eine Einstellung in der Du es so gut wie möglich vermeidest, dass Du für Dich Schlechtes, Unverträgliches,

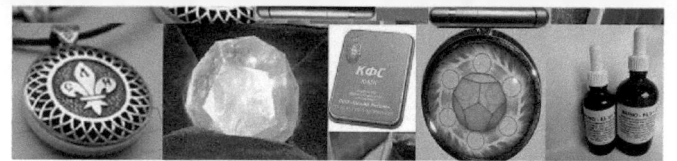

Verstrahltes, Industrialisiertes, in Dich aufnimmst. Interesse an Dir selbst pflegst und diesem Interesse auch nachgehst.

Lausche in Dich, auf das was Du brauchst, Dir guttut. Informiere Dich hinterfrage und entscheide selbst, auch die oder gerade die schon gewohnten Dinge und Handlungen täglich neu.

Brauche ich das? Will ich das wirklich? Ist das wirklich meine Meinung? So kommen wir Stück für Stück auf die Verhaltensweisen, Gedankenmuster und Gefühle, die wir von anderen übernommen haben, weil es zu dem damaligen Prozess passte.

Vielleicht möchtest Du auch meine anderen Bücher lesen, in welchen Du noch mehr Ideen und Gedanken zur Veränderung, dem Weg zu uns selbst findest.

WARUM ? ! Die beste Frage im Universum.
Beantworte sie Dir!
Du darfst in Kontakt mit Dir selbst kommen
und sein. Da draußen spielt sich nichts ab, nur
das was Du so wie so in Dir hast.

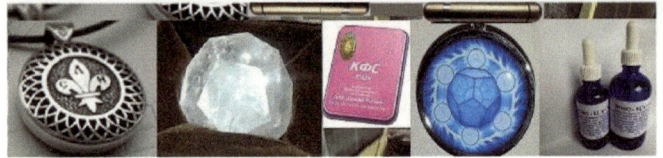

Buch Empfehlung zum Thema erkennen und
deuten von körperlichen Symptomen:

Lise Bourbeau,
Kurt Tepperwein;
neue germanische Medizin

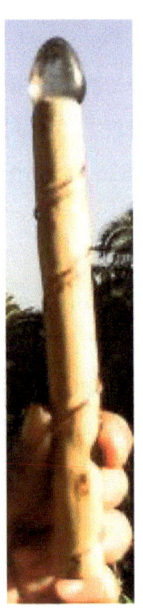

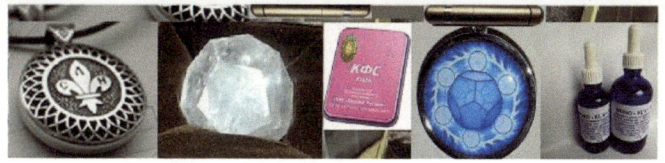

Wie ist der Massagestab ?

Der Massagestab hat eine besondere, sehr angenehme Wirkung, die besser zu erfahren, als zu lesen ist. Bis jetzt hat jeder der einen getestet hat, auch einen mitgenommen. Es ist wirklich ein besonderes, angenehmes Erlebnis und wirkt entspannend auf die Muskulatur. Der Massagestab eignet sich sehr gut, damit die Meridiane und Akupunkturpunkte, angeregt und harmonisiert werden. Der Stein hat natürlich auch seine spezifischen Wirkungen und unterstützt eben diese Bereiche. Die Eigenschaften der Steine kannst Du bei den Massagestäben nachlesen.

Anwendungen

Fünf Minuten Nacken und Schultern, was fast jeder selbst machen kann, bringt schon sehr viel. Du wirst bemerken, dass Du weitermachen willst, weil es so angenehm ist.

Kopfbehandlung

Du kannst die Akupunkturpunkte machen, oder Dich intuitiv führen lassen.

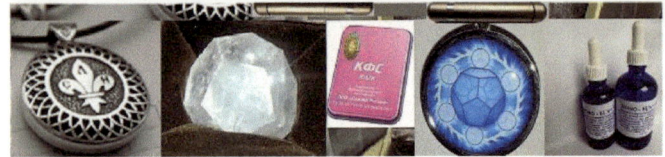

Die Punkte auf der Abbildung können Dir als guter Einstieg dienen. Lass los, entspanne Dich, atme ein paar Mal tief und ruhig durch Deinen ganzen Körper. Beginne die Punkte ganz leicht zu 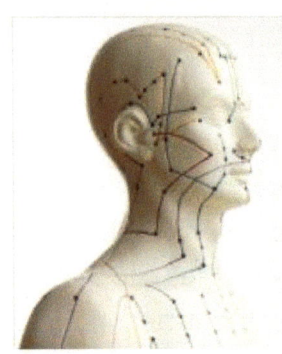 drücken oder ganz leicht massieren. Gut ist es, wenn Du darauf achtest, dass Du immer beide Seiten machst, denn damit hast Du den besten Effekt.

Es ist auch sehr viel wirkungsvoller, wenn Du zuerst auf der gesunden oder gesünderen Seite beginnst und dann auf der verspannteren Seite. Auch der Kupferdraht in manchen Massagestäben hat eine verstärkende Wirkung und hält einen Energiekreislauf aufrecht.

Dein Sein, Gefühle und Gedanken tragen maßgeblich am Erfolg bei.

Wenn Du Dich massierst oder eben den Massagestab anwendest, ist es gut, wenn Du Dich auf das angenehme Gefühl einlässt und angenehme

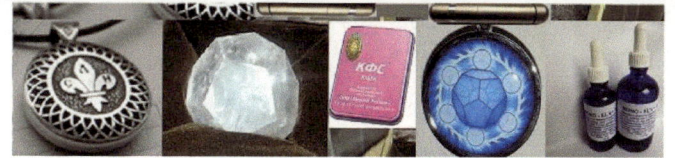

heilende Gedanken pflegst. Auch wenn Du an
Dir selbst arbeitest, wird Dich das in einen
entspannteren Zustand bringen. Nimm diesen
liebevoll an und pflege ihn, halte ihn so lange
wie eben möglich. Sollten sich
nicht erwünschte Gedanken
einstellen, kannst Du mit
Deiner Aufmerksamkeit ganz
auf den Stab gehen und schon
bist Du wieder in einem
angenehmen Gefühl. Du kannst
zum Beispiel auch denken oder sagen: „Danke
für die Heilung oder Entspannung oder was Du
eben bewirken willst". Indem Du sagst oder
denkst: Danke für . . . „, bist Du in der
Gegenwart und es ist so, als wäre es schon
geschehen. Es ist sehr wirkungsvoll, wenn Du
das immer wieder wiederholst.
Die Punkte und Meridiane am Kopf bieten viele
Möglichkeiten, dass Du Dich ganzheitlich in ein
angenehmes Gefühl bringen kannst.
Wenn Du Dir die Meridiane und Punkte ein
paar Mal ansiehst und ausführst, wirst Du Dir
schnell immer mehr merken, weil es Dir
angenehm ist.

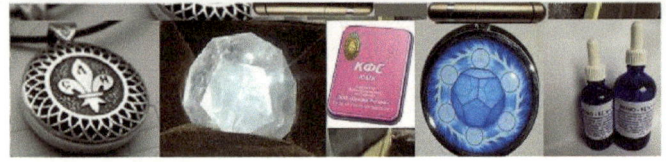

Rückenmassage

Wenn Du eine Rückenmassage gibst, achte
darauf, dass Du an knochennahen Stellen nur
ganz leicht massierst, denn sonst kann das
unnötige Schmerzen verursachen oder ist
einfach unangenehm.
Ein sehr guter Tipp ist auch, wenn Du auf der
linken Seite des Rückens mit dem
Uhrzeigersinn massierst und auf der rechten
Seite gegen den Uhrzeigersinn.
Zwischen den Schulterblättern und der
Wirbelsäule kannst Du auch hin und her
fahren oder auf und ab in kurzen Stichen.

An der Wirbelsäule kannst du auf der Seite
zwischen den Wirbeln leichte
Kreisbewegungen machen.
Gut ist es auch, wenn Du etwas Öl verwendest,
damit der Stein besser rutscht und keine
unangenehmen Gefühle hervorruft.
Wie beschrieben, sei vorsichtig bei
knochennahen Stellen, wie der Wirbelsäule,
dem Becken, dem Nacken und Kopf.

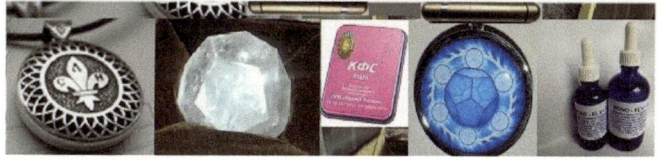

Massage an den Beinen

Eine sehr angenehme Massage die einiges
bietet. Es ist sehr Muskel- entspannend,
durchblutend, wirkt Cellulite entgegen und
macht müde Beine fitter.
Wenn Du auf den Beinen die Meridiane
abfährst, achte wieder darauf, dass Du bei
den knochennahen Stellen nur leicht drückst.
Etwas Öl erleichtert oft sehr, doch es
funktioniert auch ohne sehr gut.
Am Oberschenkel kannst Du auch mit
Kreisbewegungen arbeiten oder Achter
machen, was sehr gute Wirkungen hat. Wenn
Du Achter machst, ist es sehr ausgleichend,
wenn Du sie in beide Richtungen machst. Eine
Minute nach links und eine Minute nach rechts
beginnend.
Die Achter kannst Du auch am ganzen Körper
anwenden.
Diese Art der Massage kommt aus Hawaii und
hat sehr heilende Wirkungen.
Ich selbst bin schon seit vielen Jahren
Masseur und diese Massagetechnik ist mit
oder ohne Massagestab immer wieder ein
tolles Erlebnis für den Empfänger.

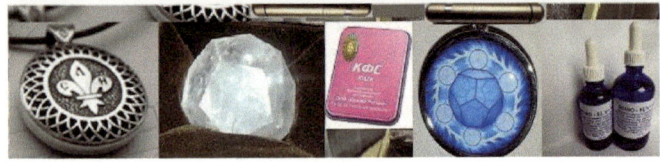

Massagen

Übe an Dir selbst bevor Du andere massierst,
denn so lernst Du Deinen Druck, die
Geschwindigkeit, Deine Gedanken und Gefühle
besser kennen, wenn Du massierst.
Die Auszeichnung eines guten Masseurs ist die
Verbundenheit mit dem Empfänger, so wie mit
der göttlichen Führung und Mutter Erde.
Bevor ich mit der Massage beginne, bedanke
ich mich für die Führung und wenn es speziell
sein soll, für die Heilung von . . . . .
Dann gehe ich für ein paar Sekunden
bewusster in mich, fühle meine
Verbundenheit, beruhige und entspanne mich
und dann geht's los.
Ich bemerke oft, dass ich den selben
Atemrhythmus wie der Empfänger habe und
wenn es gut läuft, ist es für beide ein
harmonisierendes, kräftigendes energievolles
Erlebnis.
Natürlich gibt es Ausnahmen, wo es nicht so
optimal läuft, doch wenn Du Dich verbindest,
Dich bedankst und das fühlst, wird es fast
immer sehr gut sein.

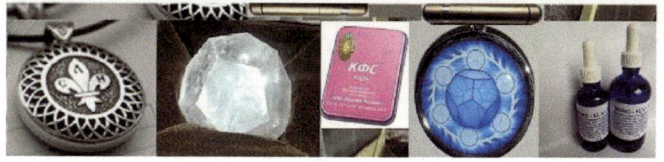

Der Massagestab bei der Fußreflexzonenmassage

Eine optimale Sache, ist die Kombination zwischen Stab und Fingern. Mit dem Stab kann man auch sehr gut, ganz leicht vibrierende Bewegungen machen und sehr gut auf der Fußsohle arbeiten. Vorher empfiehlt es sich, dass Du den Fuß vorbereitest, etwas massierst und mit ein wenig Öl arbeitest. Die Zehen lockern, alles etwas aufwärmen und entspannen. Dann nehme ich den Stab mit einer Hand und kann so immer einen guten Gegendruck mit der anderen Hand bieten. Wieder darauf bedacht sein, dass Du knochennahe Stellen nur ganz leicht massierst.
Die Stäbe wirken in der Verbindung und dem Energiekreislauf wirklich wunderbar.

Achte auch darauf, dass Du während der gesamten Massage immer Kontakt mit dem Empfänger der Massage hast. Niemals den Kontakt unterbrechen, selbst wenn Du dazu das Knie verwendest. Jede Kontaktauflösung wirkt energetisch wie ein kleiner Schock und ist absolut kontraproduktiv.

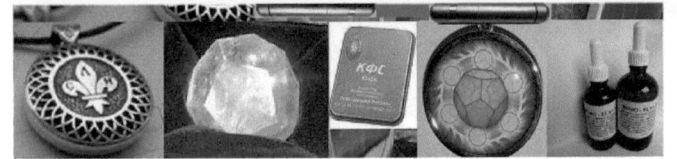

Also bevor Du beginnst, achte darauf, dass Du alles in Reichweite hast was Du brauchst.

Massagestab
Kleines Handtuch
Gutes Öl
Ein Tuch damit Du den anderen Fuß zudecken und warmhalten kannst
Dass der oder die Empfänger/in so angenehm wie nur möglich liegt oder sitzt
Dass Du genug Platz hast, um in das Orchester der Energien einzusteigen ☺

Bei den Meridianen darfst Du auch auf die Flußrichtung achten, damit diese bestmöglich unterstützt wird.

Sehr gute Ergebnisse gibt es auch, wenn Du Punkte verbindest, in dem Du zum Beispiel mit dem Stab an der großen Zehe und mit einem Finger auf der Seite, der Entsprechung der unteren Wirbelsäule leicht massierst oder anwendest.
Sei achtsam auf die kleinen Reaktionen des Empfängers. Der Atem kann sich verändern, die Haut kann plötzlich ein anderes Erscheinungsbild haben. Tiefere Entspannung

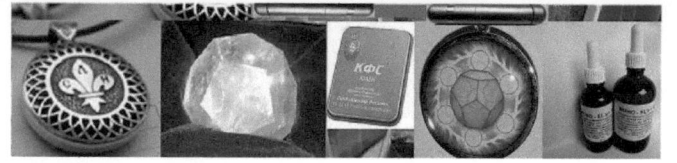

kann eintreten und lösende Schmerzen können nach mehr bitten.

Am Ende der Massage ist es gut, wenn Du noch Deine Handflächen auf die Fußsohlen legst und fünf Minuten die Energien zirkulieren lässt.

Für mich ist es auch wichtig, dass bei der Massage Stillschweigen herrscht und mögliche störende Unterbrechungen vermieden werden. Also Handy und überhaupt alle strahlenden Geräte wie WiFi, falls es das dort gibt wo Du massierst ausschalten.

Massagen können für Dich und den Empfänger eine Menge verändern und eine totale Bereicherung sein.

Massagen wirken nicht nur körperlich, sondern verändern Gefühle, Gedanken, den Energiehaushalt, somit manche Einstellung und Auffassung. Massagen können das Leben verändern, wenn ein gutes Zusammenspiel aller Faktoren gegeben ist und auch noch die Tagesenergie unterstützend wirkt. ☺

Ja, - solche Tage sind wundervoll.

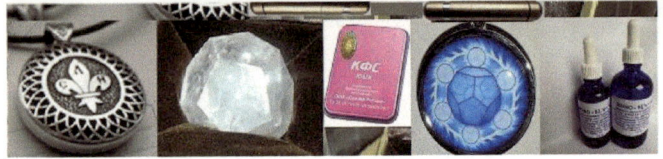

Reinigung

Nach der Anwendung an Anderen ist es
wichtig, dass Du den Stein reinigst und mit
lauwarmen Wasser abwäscht, doch achte
darauf, dass das Holz nicht zu lange im
Wasser liegt, da sich sonst der Stein lösen
kann. Den Stab selbst kannst Du mit einem
feuchten Tuch reinigen, was sehr gut geht.
Bitte verwende keine scharfen oder
chemischen Mittel, denn dadurch kannst Du
den Stein beschädigen und die Wirkung stark
beeinträchtigen.

Ein Beispiel der Anwendung:

Abfahren der Hauptmeridiane, beginnend auf
der Vorderseite:

- von unter dem Bauchnabel, beim
  Schamhaaransatz, bis nach oben, unter
  die Unterlippe und da für ein paar
  Sekunden verweilen.
- dann vom Steißbein langsam die
  Wirbelsäule nach oben, bis zum
  Kopfhaaransatz, Kopfanfang, in der
  Nackenkule, ein paar Sekunden bleiben,

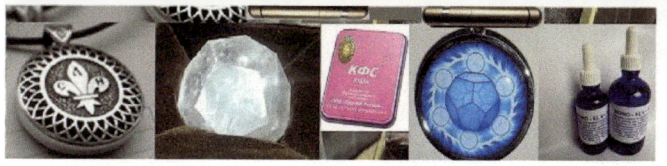

dann weiter nach oben zum Scheitelpunkt, fortfahren bis zum Nasenanfang auf der Oberlippe, in der Nasen- Lippenrille.

- von der Achsel bis zur Handfläche und wieder nach oben bis zur Schulter.
- danach werden noch die Seiten gemacht von unter der Achsel bis zur Hüfte und weiter runter bis zur kleinen Zehe. Auf der Innenseite nach oben bis zum Schritt. Wechseln zum anderen Bein und dieses ebenso umranden bis Du auf der anderen Seite unter der Achsel ankommst.
- Um die Ohren und die Kopfhaut ein paar Minuten massieren
- Nacken Schultern massieren, die Fußsohlen und die Schenkel innen und außen.

Das bringt auf alle Fälle eine super angenehme Veränderung und Wohlbefinden.

Begriffe der „Traditionellen chinesischen Medizin"

Es gibt 2 Ausdrücke von zentraler Bedeutung,

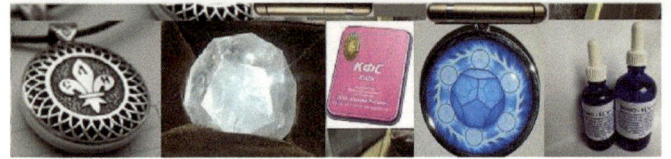

für die Arbeit mit dem Massagestab, Massagen und Meridianen.

Das chinesische Wort "CHI" steht für Energie, >> Lebensenergie <<. Das ist die Energie, die auch entlang der Meridiane im Körper fließt.

Der Ausdruck "Ashi" steht für Flächen und Punkte am Körper, an denen Schmerz empfunden wird. Wenn wir von ASHI sprechen gibt es 2 Möglichkeiten:

ASHI ist der Bereich, wo wir Schmerz empfinden und wo gleichzeitig der Schmerz durch etwas hervorgerufen wird, was genau an der gleichen Stelle einwirkte.

Beispiel: Du schlägst Dir den Ellbogen an der Tischplatte an und Du spürst den Schmerz - ASHI - am Ellenbogen. Somit sind Ursache und Symptom an der gleichen Stelle.

ASHI ist nur eine Reaktion, nur ein Symptom auf etwas, während die Ursache sich in einem ganz anderen Teil unseres Körpers befinden kann.

Beispiel: Man hat Kopfschmerzen, die durch zu hohen Blutdruck entstanden sind, die ihre ursprüngliche Ursache, in einem zu niedrigen Niveau von CHI, entlang des Nieren, Magen Meridians oder des Zentralgefäßes sein kann.

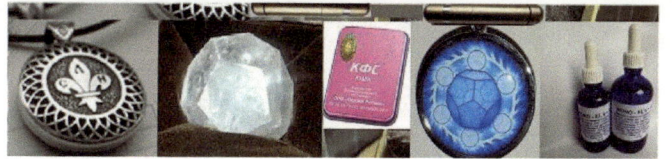

In diesem Fall liegt die Ursache im mangelnden CHI entlang dieser Meridiane, Du fühlst als Symptom Kopfschmerzen.

Also die Punkte von Ursache und Symptom, sind nicht an der gleichen Stelle.

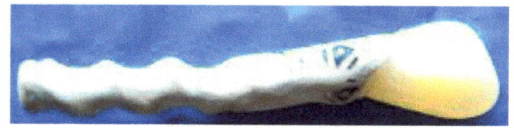

Die einzelnen Meridiane und ihre Bedeutung

Das Gouverneur Gefäß

Dieser Hauptmeridian beginnt am Damm, für die Anwendung mit dem Massagestab beginnt er am Steiß, verläuft über das Steißbein, entlang der Wirbelsäule, hinauf zum Kopf, über den Schädel bis zur Stirn und zur Nase—

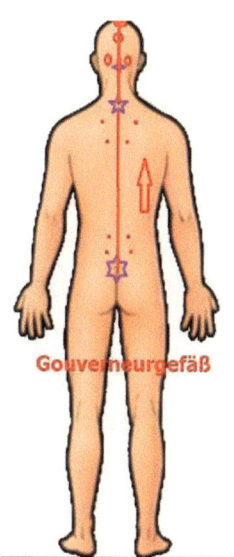

Gouverneurgefäß

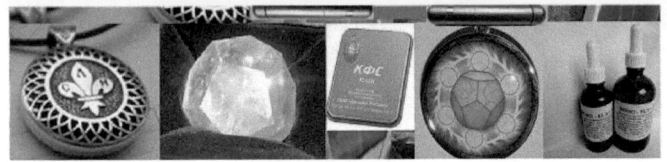

Oberlippe, wo er dann endet.

- Lendenwirbel 4 und 5 (Ischias,
  Schmerzen in dieser Zone)
- Halswirbel 7 (Auto Immunsystem)
- Kopfanfang in der Nackenkule
  (Stammhirn - Nervensystem)

Das Gouverneur Gefäß übernimmt die
Kontrollfunktion über die sechs Yang-
Meridiane, Einwirkung auf die psychische
Energie, steuert die Nachtmeridiane
und steht in engem Zusammenhang zu den 7
Chakren.

Das vegetative Nervensystem (VNS), steuert
viele lebenswichtige Körperfunktionen. Dazu
gehören die Atmung, die Verdauung und der
Stoffwechsel. Ob der Blutdruck steigt, sich
die Gefäße weiten oder der Speichel fließt,
lässt sich mit dem Willen meist nicht
beeinflussen. Übergeordnete Zentren im
Gehirn und Hormone kontrollieren das
vegetative Nervensystem. Gemeinsam mit dem
Hormonsystem, sorgt es dafür, dass die
Organe gut funktionieren. Fahren Sie die
Meridiane immer öfter ab, 3 bis 4 Mal, um die

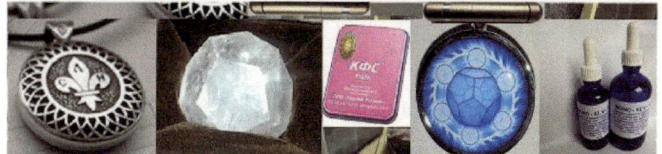

besten Resultate zu erzielen.

Zentralgefäß

Dieser Hauptmeridian beginnt für den Massagestab am oberen Rand des Schambeins und verläuft nach oben bis unter die Unterlippe. Kontrollfunktion über die sechs Yin-Meridiane, Einfluss auf die Genitalorgane.

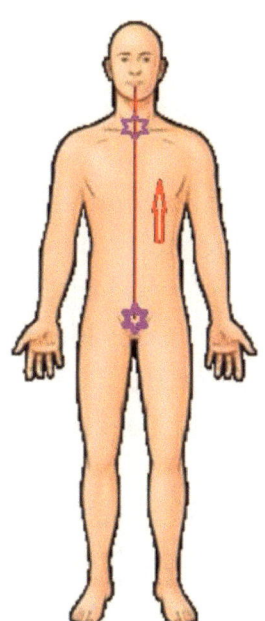

Kann hilfreich sein bei :

- Erkrankungen im Mund-, Rachen- und Kehlkopfbereich
- Schmerzen im Becken und Brustkorbbereich
- Urogenitalerkrankungen
- Menstruationsstörungen
- Kreislaufprobleme
- Schmerzen im Verlauf des Meridians
- Schulterschmerzen
- Lernschwierigkeiten, Gehirnermüdung

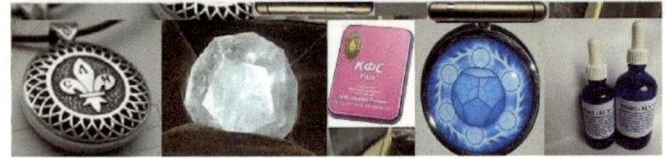

• Angst & emotionaler Stress, in Folge geistiger Überanstrengung

Herzmeridian

Dieser Meridian verläuft auf der Innenseite des Armes von der Achsel bis zur Außenseite des kleinen Fingers an der Nagelecke. Hilfreiche Zonen:

Herzmeridian

- in der Achselhöhle bei Herzschmerzen, Asthma, Depression
- in der Falte an der Seite des Handgelenks, dicht neben dem kleinen Finger Wiederbelebung bei Bewusstlosigkeit, Schlaflosigkeit, Verstopfung
- Innenseite des kleinen Fingers an der Nagelecke Herzschmerzen, Erste-Hilfe-Punkt bei Schlaganfall

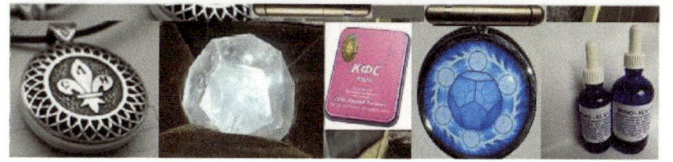

Der Herzmeridian steuert neben dem Herzen, die Blutzirkulation im gesamten Körper, des Gehirns und die fünf Sinne. Der Herz-Meridian kontrolliert auch die Gefühle und passt die äußeren Sinnesreize an die inneren Verhältnisse an. Störungen im Herz-Meridian wirken sich auf das Körper- und das Seelenleben aus. Nervosität, Unruhe, Verdauungsstörungen, Verkrampfungen im Brust- und Bauchbereich Überempfindlichkeit der Haut, rasche Ermüdung, nervöse Erschöpfung, Herz- und Kreislaufstörungen. Die eigentlichen Herzstörungen werden über den Kreislauf behandelt.

Psychisch können sich Störungen des Herzmeridians durch innere Unruhe, Schlaflosigkeit, emotionale Unausgeglichenheit, Nervosität und Reizbarkeit, auch Lethargie zeigen.

Dreifacherwärmer

Dieser Meridian ergänzt die Funktion des Dünndarm-Meridians, beeinflusst die Atmung, die Verdauung und kontrolliert die Ausscheidung. Er kontrolliert den Geist und

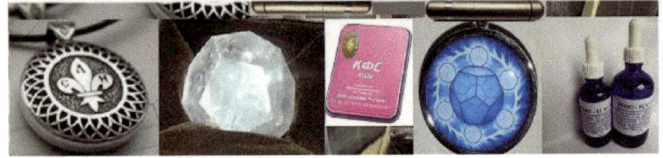

die inneren Organe.

Dieser Meridian sammelt und reguliert die Körperenergie, die aus der Sauerstoffverbrennung, der Umwandlung der Nahrung in Kalorien und dem "sexuellen Feuer" produziert wird. Er unterstützt weiterhin das Lymphsystem und kontrolliert die Körpertemperatur.

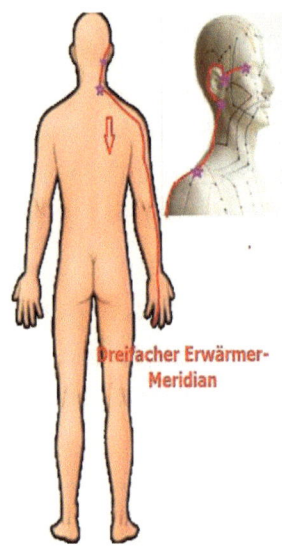

Dreifacher Erwärmer-Meridian

Schmerzen und Entzündungen im Nacken-, Schulter- und Armbereich, Laryngitis, Neigung zu Allergien und Hauterkrankungen, Schwindelgefühlen im Kopf, Schlafstörungen, Verdauungsstörungen und Appetitlosigkeit. Darüber hinaus besteht eine erhöhte Kälteempfindlichkeit, sowie eine Unverträglichkeit gegenüber Wind, Feuchtigkeit und eine gesteigerte Anfälligkeit für Erkrankungen der Urogenitalorgane.

Psychisch äußert sich eine Störung in diesem

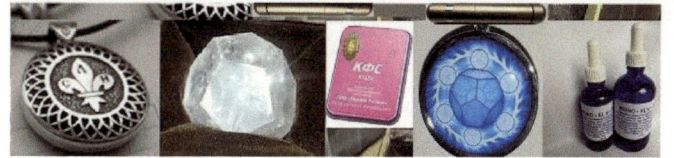

Meridian in übertriebener Vorsicht, nervöser Übererregung, die häufig Schlafstörungen bedingt, sowie Zwangsvorstellungen.

Dünndarm

- Der Dünndarm-Meridian steuert über die Verdauung und Verteilung der Nährstoffe aus der Nahrung den gesamten Organismus.
- Psychisch kontrolliert er die Aufnahme der Gedanken.
- Störungen des Dünndarm-Meridians können u.a. zu Anämie infolge von ungenügender Verwertung von Nahrung führen. Diese kann jedoch auch durch schlechte

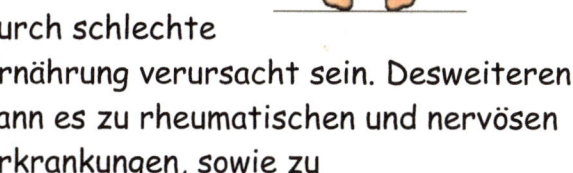

Ernährung verursacht sein. Desweiteren kann es zu rheumatischen und nervösen Erkrankungen, sowie zu

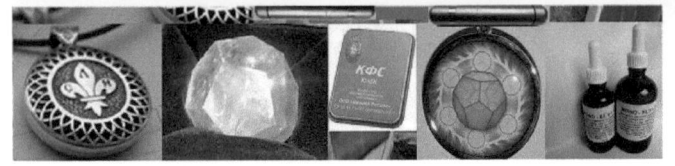

Durchblutungsstörungen, besonders im Nacken-, Schulter- und Armbereich kommen. Schmerzen und Steifheit im Handgelenk, Ellbogen, Schulterblattbereich oder Nacken, Ohrenschmerz und gerötete entzündete Augen sind Symptome für eine Störung dieses Meridians.

- Psychisch zeigt sich eine Störung an der Überempfindlichkeit und Ängstlichkeit, es kann auch zu Depressionen kommen. Unklare Gedanken können ebenfalls auf eine Schwäche des Dünndarms hindeuten.

Hilfreiche Zonen:

- Außenseite des kleinen Fingers an der Nagelecke - Ohnmacht, taube Finger.
- Hinter dem Handknöchel - Steifheit und Verspannung im Nacken, Schultern und unterer Rücken.
- Vor dem Ohr in der Vertiefung zwischen Tragus und Kiefergelenk, gut bei geöffnetem Mund zu spüren - Ohrenschmerzen, Tinnitus.

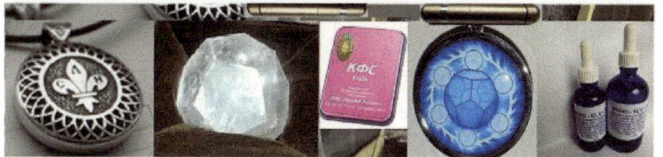

Dickdarm

Der Dickdarm nimmt die
Nahrungs- und
Getränkereste vom
Dünndarm auf,
absorbiert mehr
Flüssigkeit und scheidet
die Abfallstoffe aus. Er
kann durch falsche
Ernährung, Schwäche
oder Ärger aus dem
Gleichgewicht geraten.
Diese Störungen lassen
sich meist besser

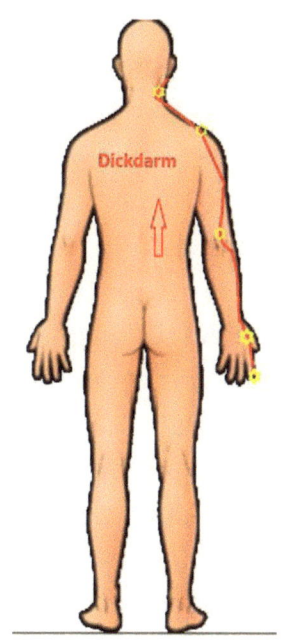

indirekt über einen verwandten Meridian als
über den Dickdarm-Meridian selbst behandeln.
So sprechen viele Darmstörungen besser auf
eine Behandlung des Lungen-, Nieren-, Milz-
oder Magen-Meridians an.

Behandeln Sie den Dickdarm-Meridian bei
Schulterschmerzen und Tennisellenbogen,
Blockierungen oder Schmerzen in den
Sinnesorganen inkl. verstopfter Nase,
Sinusitis oder Zahnschmerzen.

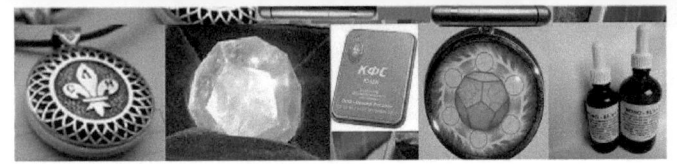

Behandeln Sie diesen Meridian bei
Verstopfung, die durch erhöhte Temperatur
oder Fieber bedingt ist, und zwar vom
Ellbogen zur Hand hin.

Hilfreiche Zonen:

- an der Daumenseite des Zeigefingers,
  seitwärts der Nagelbasis - Durchfall,
  Angina
- in der Mitte des zweiten
  Mittelhandknochens, halbwegs zwischen
  dem Knochen des Daumens und des
  Zeigefingers, bei Durchfall,
  Zahnschmerzen, Ausschlag, für
  allgemeines Wohlbefinden,
  Kopfschmerzen im Stirnbereich.
- Ende der Falte im gebeugten Ellbogen –
  Armprobleme
- in den kleinen Kerben an den Seiten der
  Nase, gerade außerhalb des weitesten
  Punktes der Nasenflügel, -
  Nasenverstopfung, Schnupfen.

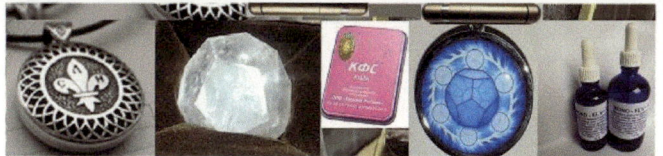

Gallenblasen Meridian

Der Gallenblasen-
Meridian reguliert
die Fähigkeit
Entscheidungen zu
treffen.
Anzeichen für
Störungen: trockene
Haut, schmutzige
Gesichtsfarbe,
bitter pappiger
Geschmack am
Morgen, bitteres

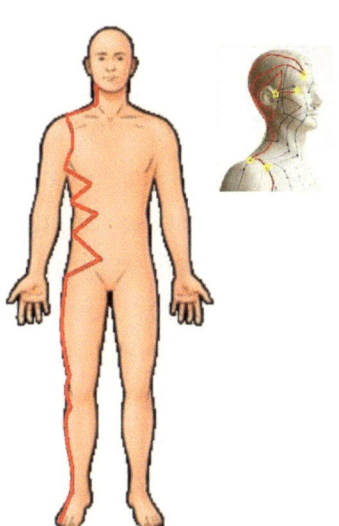

oder saures Aufstoßen, halbseitige Schmerzen
wie Migräne.

Hilfreiche Zonen:

- neben dem äußeren
  Augenwinkel, auf der Schläfe
  Augenprobleme,
  Kopfschmerzen
- Vertiefung oberhalb des
  Ohrläppchens, gut zu
  erspüren bei geöffnetem Mund -

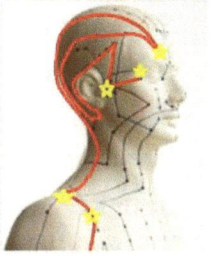

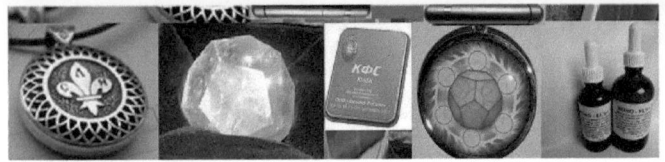

Ohrenklingen

- über dem Haaransatz, an den Seiten der großen Halsmuskeln, unterhalb des Schädelansatzes bei Erkältung, Kopfschmerzen, Schwindel, geschwollene Augen.
- auf der Schulter, auf dem höchsten Punkt in einer Linie von der Brustwarze zur Schulter hoch, bei Schulterschmerzen.
- zwischen der 7. und 8. Rippe senkrecht unter der Brustwarze, bei saurem Aufstoßen, Schluckauf, Gallenblasenkrankheiten.
- am unteren Rand des Endes der 12. Rippe, bei Magenschmerzen, Verdauungsprobleme, Erbrechen
- in der großen Vertiefung auf der Hüfte, Ischias, Schmerzen im unteren Rücken.
- an der Seite des Oberschenkels, an der Spitze des Mittelfingers, wenn die Arme gerade herabhängen, bei müden Beinen.
- zwei Fingerbreit aufwärts von der Brücke zwischen der 4. und 5. Zehe, bei Ohrenklingen

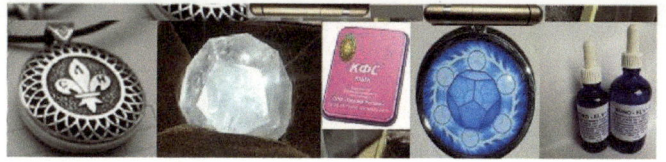

Der Leber Meridian

Der Leber-Meridian regelt die Urteilskraft
und die Fähigkeit zur Planung.
Er trägt zur Gewinnung von
Energie für körperliche
Leistungen bei und stärkt
die Abwehrfunktion.
Weiterhin beeinflusst er
die Zusammensetzung des
Blutes und kontrolliert die
Sehkraft.
Anzeichen für Störungen,
können sein: ständig
trockener Hals, akuter
Schmerz in der Leber, mit
der Unfähigkeit sich
vorwärts oder rückwärts
zu biegen, Neigung zu
Fieber ohne erkennbare
Ursachen, Impotenz, Prostata-Erkrankungen,
Frigidität bei der Frau.

Wichtige Zonen:

- Außenseite (fibulare Seite) des großen
  Zehs, ca. 0,25 cm neben unterer

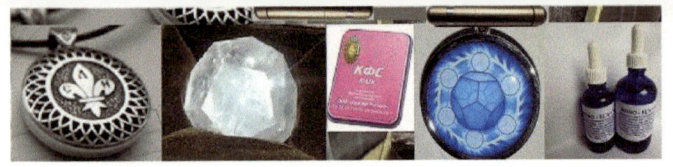

Nagelecke von der Brücke zwischen
großer und zweiter Zeh 3,75 cm
aufwärts, bei Kopfschmerzen,
Schwindel
- halbwegs zwischen dem vorderen Rand
des Fußknöchels und den faserigen
Muskeln, oben auf dem Fuß, bei
Schmerzen im unteren Rücken
- bei gebeugtem Knie am medialen Ende
der Kniegelenksfalte, bei
Knieschmerzen, Unterleibsschmerzen
- am freien Ende der 11. Rippe, bei
gebeugtem Ellenbogen und angelegten
Arm, berührt die Ellenbogenspitze den
Punkt, bei Unterleibsschmerzen,
Erbrechen
- Bo-Punkt für Milz zwischen 6. und 7.
Rippe senkrecht unter der Brustwarze
bei Rippenschmerzen

Lungenmeridian

Der Lungenmeridian hat die Aufgabe, die dem
Leben zugrundeliegende "Chi- Energie" aus der
Luft aufzunehmen. Er beherrscht ihre
Verwertung und die Ausatmung und baut

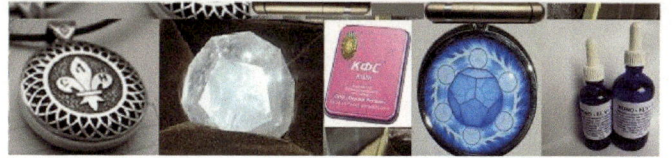

Widerstandskräfte gegen Störungen von außen auf, dadurch beeinflusst er die körpereigenen Abwehrkräfte.

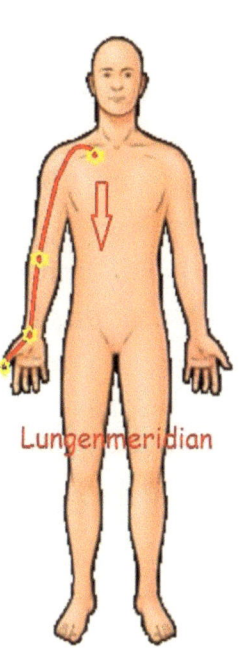

Lungenmeridian

- Störungen in diesem Meridian führen zu Atembeschwerden
- Neigung zu Infektionen der oberen Luftwege wie Bronchialasthma, Durchblutungsstörungen und rheumatischen Schmerzen, vor allem in den Schultern und zwischen den Schulterblättern
- Der Lungenmeridian steht auch in Verbindung mit der Haut (auch Regulation der Hautporen) und den Körperhaaren.
- Die Stärke des gesamten Organismus hängt von den Lungen ab. Bei guter Lungenfunktion zeigt ein Mensch ein schnelles und tiefes Begriffsvermögen, schlechte Funktion bewirkt Melancholie und Depression. Weiterhin treten oft

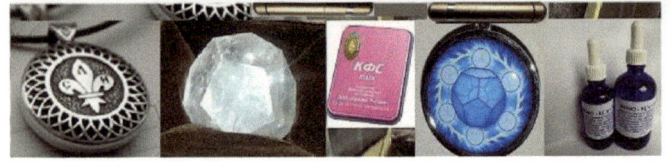

Überängstlichkeit, Überempfindlichkeit
und seelischer Zusammenbruch auf.

Ein Daumenbreit unterhalb des Schlüsselbeins
auf der Linie, ein Daumenbreit außen neben
der Brustwarze bei Husten, Asthma und
Erkältung.
Außenseite der Sehne in der Ellbogenbeuge
bei Husten.
An der Kerbe der ersten Falte an der
Daumenseite des Handgelenks, wo man einen
kleinen Puls fühlen kann – Husten.
An der Außenseite des Daumens, 0,25 cm
seitwärts an der Nagelbasis Husten und
Halsentzündung.

Magenmeridian

Die Hauptfunktion des Magen- Meridians.
Eingenommene Nahrung wird im Magen in
verdaubare Form gebracht und entgiftet, so
dass sie von den Därmen verarbeitet werden
kann.

Das Symptombild ähnelt sehr dem des
Dickdarms, allerdings stehen hier psychogene

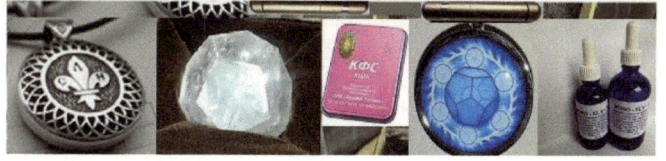

Störungen im Vordergrund, z.B. Appetitlosigkeit, Magen-Darmspasmen, Verstopfung oder Durchfall.
Die Aufgaben des Meridians beschränken sich nicht nur auf die Funktionen des Magen-Darm-Bereiches und der Speiseröhre, sondern er steht auch mit den Fortpflanzungsorganen, der Menstruation, den Eierstöcken und der Milchgebung bei Frauen in Verbindung.

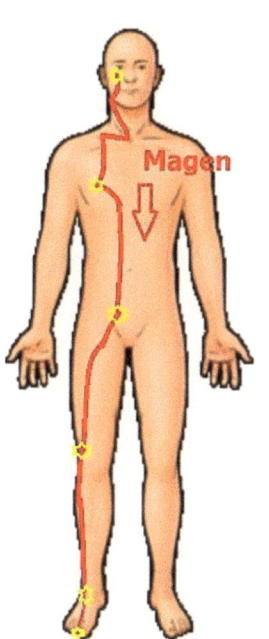

Störungen des Meridians können sich äußern durch chronische Magenbeschwerden, Übelkeit und Erbrechen, Verdauungsstörungen, Nasenverstopfung, Mundwinkelfissuren, Kopfschmerzen.

Wichtige Zonen:

- direkt unter dem Auge, senkrecht unter der Pupille - Sehstörung, Tränenfluss

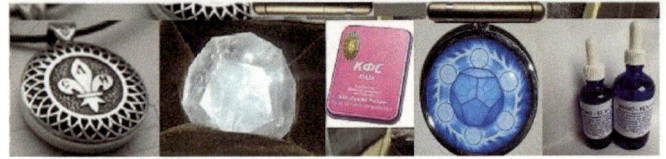

- auf der Linie unter der Pupille, auf Höhe des unteren Randes der Nasenflügel - Stirnhöhlenkatarrh, Nasenverstopfung
- auf der Linie unter der Pupille auf Höhe des Mundwinkels - Zahnschmerzen
- auf der Höhe der Spitze des Adamsapfels, wo ein kleiner Puls fühlbar ist - hoher Blutdruck, Heiserkeit, Asthma
- über dem Schlüsselbein, senkrecht zur Brustwarze - Asthma, Schluckauf
- neben dem Nabel - Durchfall
- Bo-Punkt für den Dickdarm, in dem Muskel, der an der Außenseite des Oberschenkels verläuft - Magenschmerzen, Durchfall
- unterhalb der Kniescheibe in der Vertiefung neben dem Schienbein - müde Beine und für allgemeines Wohlbefinden
- in der Vertiefung zwischen zweiter und dritter Zehe nahe dem zweiten Zehenknochen - Zahnschmerzen, Magenschmerzen

Kreislauf Sexus Meridian

Diesem Meridian wird eine große Bedeutung und gesundheitliche Wirkung auf den Körper beigemessen und er wird in einer Menge von

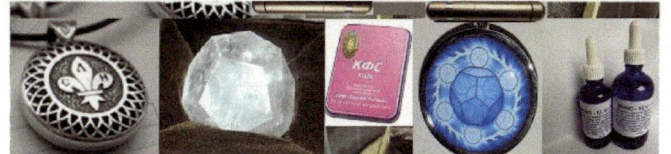

Fachliteratur genau beschrieben.
Es gibt Ärzte, die nur oder
hauptsächlich mit diesem
Meridian Arbeiten.

Abkürzung KS. Er bezieht
seine Energie auch aus dem
Nieren-Meridian.

Verlauf:

Der Kreislauf-Sexus-
Meridian, auch
Herzbeutelmeridian
genannt, beginnt außen, seitlich der
Brustwarze, führt auf der Innenseite des
Oberarmes über das Handgelenk, bis zur
Handinnenfläche und endet an der
Fingerspitze des Mittelfingers auf der Seite
des Zeigefingers.

Seine Aufgaben sind:

Der Herzbeutel schützt das Herz vor
schädlichen Einflüssen. Die
Akkupunkturpunkte des Kreislauf Sexus
Meridian wirken unter anderem auf den

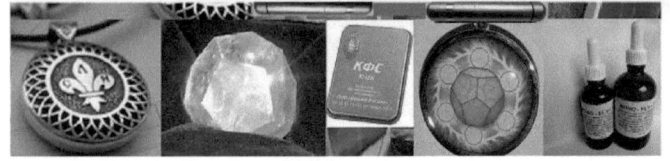

Kreislauf und auf das Endokrinum (Funktion der Hormondrüsen) und damit den Urogenitalbereich und die Sexualität. Mögliche Symptome einer Störung, dieses Meridians sind:

Herzklopfen, Herzschmerzen, Kreislaufstörungen, Herzfunktionsstörungen, Angina pectoris, Blutdruckstörung, Rote Augen, Rote Gesichtsfarbe, Neurosen, innere Unruhe, Nervosität, Schlafstörung, Depressive Verstimmungen, Schmerzen im Meridianverlauf, Unterschiedliche Hüft- bzw. Schulterhöhe bei einseitig schwachem Gluteus medius = großer und mittiger Gesäßmuskel.

Einseitige Beckensenkung und vorwärts Drehung, bei einem schwachen großen Gesäßmuskel der gleichen Seite oder aufgrund schwacher Adduktoren. Beckendrehung bei einseitiger Schwächung des großen Gesäßmuskels.

Es kann eine einseitige Kreuzbeinsenkung mit gleichzeitiger Innendrehung des Fußes, der gleichen Seite und Außendrehung des Fußes der anderen Seite aufgrund eines schwachen

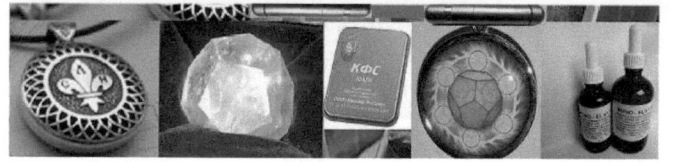

Piriformis (Schmerzen im Gesäß, die zum Oberschenkel ausstrahlen) auftreten („Hüftknick links, wenn Piriformis rechts schwach ist).

Hohlkreuz, Ischias Schmerzen, Schmerzen entlang der Beinaußenseite, Taubheitsgefühl und Prickeln in den Beinen, Schmerzen im Bereich der Halswirbelsäule, Schulterverspannungen, Brust- oder Brustkorbschmerzen, hinkender Gang bei schwachem mittlerem Gesäßmuskel, Beinlängendifferenz, X oder O-Beine, Tennisellbogen oft aufgrund schwacher Adduktoren, Menstruationskrämpfe, Prostataprobleme, Potenzprobleme, brennendes Gefühl beim Wasserlassen und andere Blasenprobleme, Probleme mit Geschlechtsorganen, Sexualität in Verbindung mit Herz- und Nierenproblemen, unlöschbarer Durst, übermäßig grundloses Lachen, hormonelle Störungen.
Hier kannst Du erkennen, welch breites Spektrum diesem Meridian zugeschrieben wird. Du tust Dir Gutes, wenn Du diesen Meridian, bei Deinen Anwendungen immer miteinbeziehst.

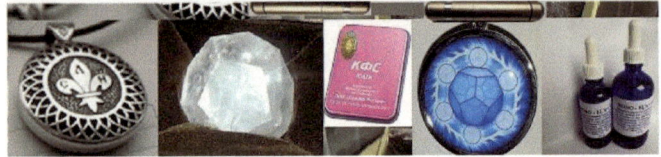

Milz Meridian

Der Milz-Meridian
unterstützt ebenfalls die
Verdauung. Da der Milz-
Meridian das Organ
Bauchspeicheldrüse
beinhaltet, reguliert er
den Blutzucker, durch die
Sekretion von Insulin.
Weiterhin steuert er die
Gallen- und
Speichelabsonderung.
Nach der chinesischen
Lehre transportiert der
Milz-Meridian die Energie
der Nahrung in die Lunge,

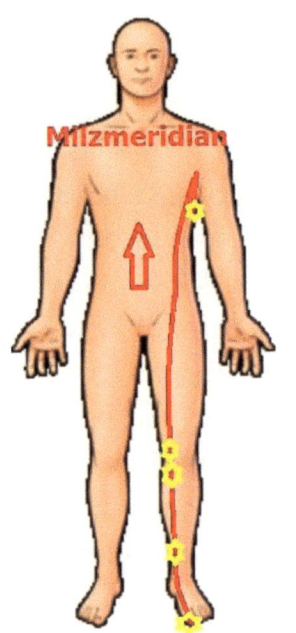

um sich dort mit der Energie des Atems zu
verbinden und die grundlegende menschliche
Energie zu bilden. Daher verursacht eine
Störung dieses Meridians eine allgemeine
Schwäche, Vergesslichkeit und
Verdauungsprobleme. Wirbelsäule und Gelenke
stehen ebenfalls mit dem Milz-Meridian in
Verbindung. Da das Blut mit dem Milz-
Meridian in Zusammenhang steht, ergibt sich
hier auch eine Verbindung mit der

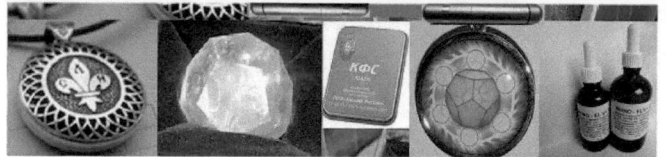

Menstruation.
Er beeinflusst auch die Fortpflanzungsorgane,
speziell diejenigen, welche die Brust und die
Eierstöcke steuern.

Symptome für Störungen des Milz-Meridians
sind:
Unruhe in den Beinen, Mangel an Speichel und
Magensäure, entzündeter oder deformierter
Nagel des Groß Zehs, mangelnde
Konzentrationsfähigkeit, Gier nach
Süßigkeiten, Menstruationsbeschwerden.

Wichtige Zonen:

- Innenseite des großen Zehs am Nageleck -
  Blähungen, Erbrechen
- drei Fingerbreit über dem inneren
  Fußknöchel am Hinterrand des Schienbeins
  - Verdauungsstörungen, Schlaflosigkeit und
  Menstruationsschmerzen
- oben auf dem Schienbein, an der
  Innenseite des Beines, am Unterrand des
  Gelenkkopfes bei gebeugtem Knie -
  Knieschmerzen
- 2 Fingerbreit über dem inneren Oberrand
  der Kniescheibe – Juckreiz und Ekzeme

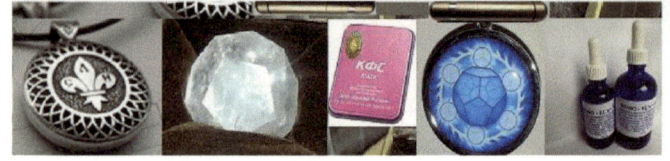

- Zwischen 6. und 7. Brustwirbel, senkrecht unterhalb der Achsel - Brustschmerzen, Asthma.

Nieren Meridian

Dieser Meridian verläuft aufsteigend und ist auch ein äußerst wichtiger Meridian, denn er regelt sehr viel unserer Energie, weswegen ich auch die Punkte angeführt habe.
Der Nieren Meridian hat in seinem Verlauf 27 Punkte.

So wird traditionell die Niere als Energielager des Körpers gesehen, speziell für die ererbte Energie und Anlagen durch unsere Vorfahren.
Daher sind die Nieren verantwortlich für unsere Lebendigkeit und Vitalität. Eine weitere Aufgabe des Nierenmeridians ist die Kontrolle der Sekretion von Hormonen. Somit baut er auch

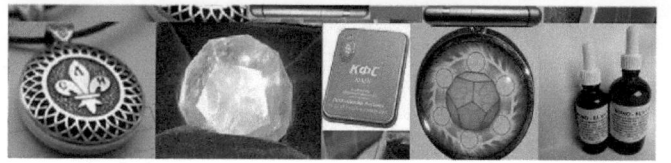

einen Widerstand gegen Stress und geistige Anspannung auf.

Der Nierenmeridian beeinflusst auch die Sexualenergie, daher steht ein zu stark oder ein zu schwach ausgeprägtes sexuelles Verlangen mit diesem Meridian in Verbindung. Symptome für Störungen des Nieren-Meridians sind:

Blasse schwache Gesichtsfarbe, besonders auf der Stirn und im Bereich unter den Augen, allgemeine Körperschwäche, schnelle Erschöpfung, niedriger Blutdruck, Kreuzschmerzen und steifer Rücken, brennend heiße oder kalte Füße.

Im psychischen Bereich: Angst, pessimistische Einstellung, Mangel an Entschlusskraft und dem Willen etwas zu unternehmen.

Hilfreiche Zonen:

An der Fußsohle, etwas weniger als ein Drittel von der Spitze der mittleren Zehe zur Ferse, auf der Höhe der zweiten Zehe unter dem Zehenballen der großen Zehe - Wiederbelebung, Schwindel, Menstruationsschmerzen, Unruhe.

Fußinnenseite, auf der Mitte zwischen der Fußknöchelbasis und Achillessehne –

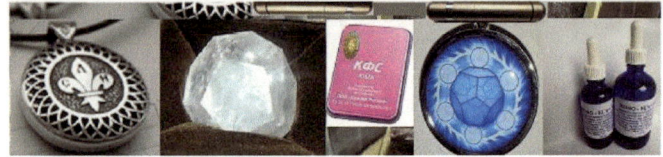

Nierenfunktionsstörung.
Fußinnenseite, direkt unterhalb der Spitze
des Fußknöchels - trockener Hals,
Schlaflosigkeit, Depression.
Am Vorderrand der Achillessehne im oberen
Drittel – Fieber.
Zwischen den beiden Sehnen in der Innenseite
des Knies- Kniegelenkschmerzen.
Zwischen 1. Rippe und Schlüsselbein, ca. 5 cm
neben der Mitte - Husten, Asthma, Übelkeit.

Die Meridian- Erklärung

Entsprechend der Monade hat jedes Yin-
Organ auch Yang-Anteile und umgekehrt.
Spielen diese Anteile harmonisch zusammen,
arbeitet das jeweilige Organ normal. Kommt es
jedoch aus irgendeinem Grund zu einem
gestörten Verhältnis dieser Teilkräfte, so
führt dies zu einer Fehlfunktion.
Ist das Ungleichgewicht von Yin und Yang sehr
stark ausgeprägt oder hält es sehr lange an,
erkrankt das betroffene Organ funktionell.
Wird die Störung nicht beseitigt, erkrankt es
auf Dauer manifest.

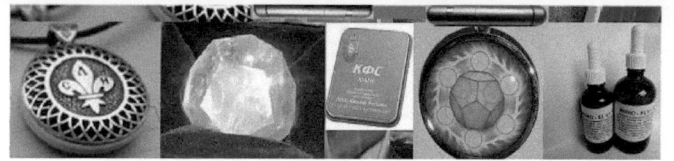

Erlischt eine der beiden Teilkräfte, so stellt es seine Funktion ein. Krankheit wird als Missverhältnis der polaren Energien Yin und Yang verstanden.

Jedem Organ im Körperinnern werden eine Reihe von Akupunkturpunkten an der Körperoberfläche zugeordnet, die durch eine Linie - genannt Meridian - verbunden sind. In diesen jeweils paarig angelegten energetischen "Gefäßen" bewegt sich die Lebenskraft durch den Organismus. Durch innere Verläufe sind die Meridiane sowohl mit dem eigenen Organ im Inneren des Körpers, als auch mit dem Organ des gekoppelten Meridians verbunden. Sogenannte "Lo-Gefäße" bilden energetische Querverbindungen. Die querverlaufenden (transversalen) Lo-Gefäße verbinden gekoppelte Meridiane miteinander, die längsverlaufenden (longitudinalen) Lo-Gefäße strömen längs des Meridianverlaufs und münden ins meridianeigene Organ in der Tiefe.
Die Anwendungszonen lassen sich bildlich als Schleusen verstehen, mit deren Hilfe die Energie im Bedarfsfall in andere Energiekanäle umgeleitet werden kann.

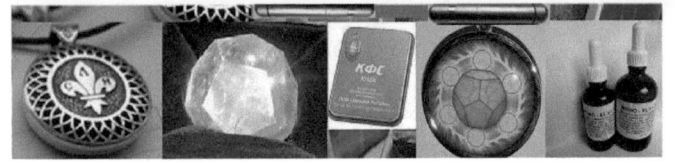

Die Anwendungszonen liegen meist in kleinen Vertiefungen zwischen Sehnen oder Muskeln, oder in der Mulde eines Knochens. Sie können mit Schächten eines Kanalsystems verglichen werden. Die Energie, die immer in Bewegung ist, wenn der Mensch gesund ist, bewegt sich ständig in die Tiefe und kann über die Anwendungszonen an die Oberfläche, das heißt nach außen gelangen und über sie auch beeinflusst werden. Dadurch wird verständlich, warum den Meridianen, die den ganzen Körper überziehen, noch weitere Funktionen zugeordnet werden.

Sie beeinflussen nicht nur das ihnen zugehörige Organ, sondern auch sämtliche Organe und Gewebe, die sich in ihrem Verlaufsgebiet befinden. So hat z. B. der Dickdarm-Meridian aufgrund seines Verlaufs Einfluss auf den Zeigefinger, das Handgelenk, den Ellbogen, den Deltoid Muskel, das Schultergelenk und die Nase.

Es ist sehr wichtig immer auf beiden Seiten des Körpers, die Meridiane abzufahren, wie oben schon erwähnt, auch wenn sich das Organ nur auf einer Seite befindet, wie bei Leber- und Milzmeridian.

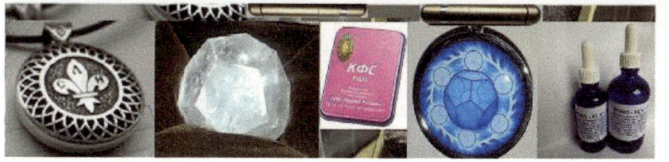

Lass Dir Zeit bei den Anwendungen und
Massagen.

Andere Anwendungszonen

Angstzustände

Ohne erkennbare äußere Ursachen werden oft
körperliche Symptome, wie z. B. allgemeine
innere Unruhe, Druckempfindung im
Brustbereich, durch Angstzustände erlebt.
Hier liegen in vielen Fällen gar keine
organischen Störungen vor.
Die angegebenen Punkte harmonisieren das
vegetative Nervensystem und schaffen so
eine beruhigende Wirkung, auch in den meist
betroffenen Organbereichen.

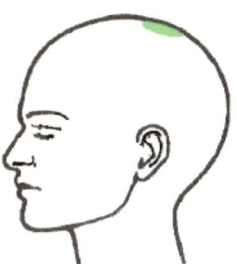
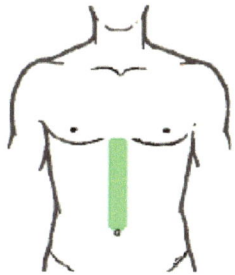

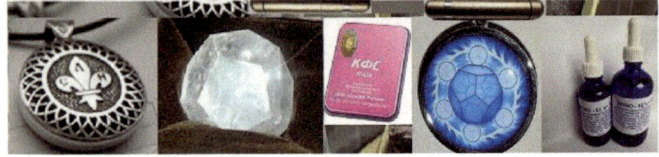

Atembeschwerden

Zone Nabel bis Brustbein
(Taubenschwanz bis Göttliche Pforte)
Die Zone erstreckt sich vom Brustbeinende
bis zum Nabel. Der Bereich kann in beide
Richtungen abgefahren werden.

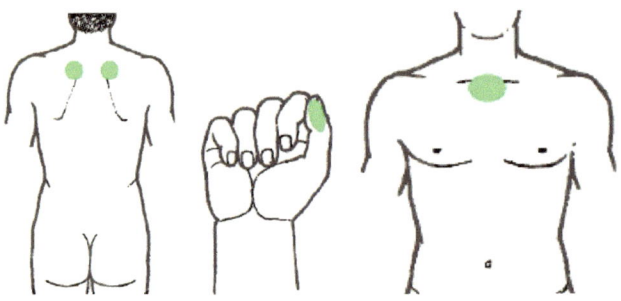

Blasenprobleme

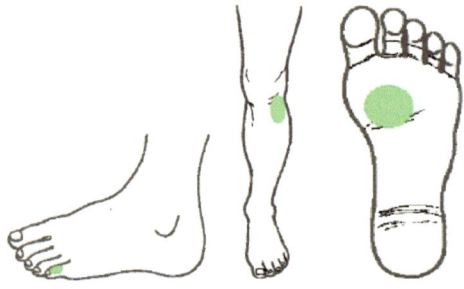

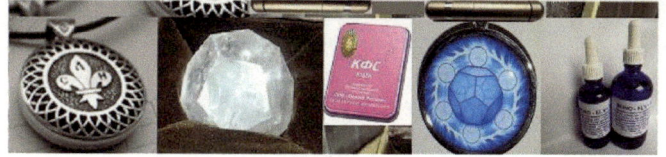
Durchblutungsstörungen

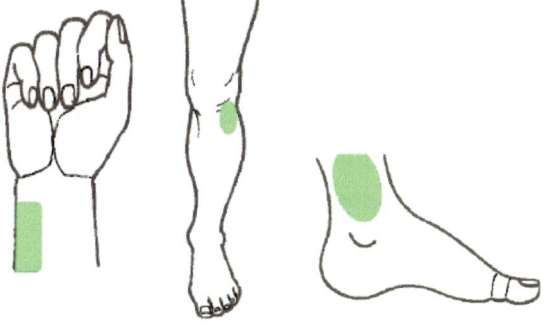

Krämpfe

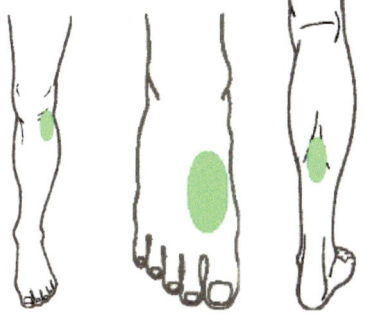

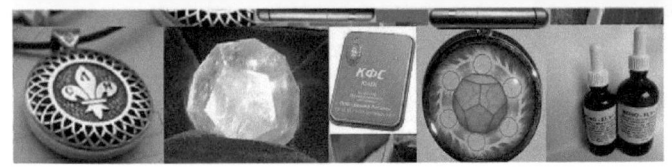

Zur Linderung, oder Beseitigung von Schmerzen, zur Vorsorge und generellen Stärkung des Organismus, sowie zur Behebung von diversen Gesundheitsproblemen, wie Durchblutungsstörungen, Taubheitsgefühle in Händen und Füßen, Verspannungen, Müdigkeit, Unfallschmerzen und vielem anderen mehr ist möglich. Der Massagestab entwickelt sich zum täglichen Begleiter, wenn Du seine wohltuende Wirkung kennengelernt hast.

Nachfolgend findest Du eine kleine Erklärung der Organuhr, damit Du Deine Symptome leichter deuten kannst und die möglichen angebrachten Zeiten, für bestimmte Anwendungen variieren kannst.

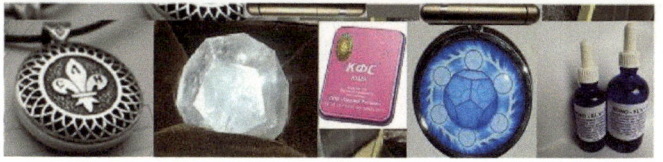

Organuhr Erläuterungen

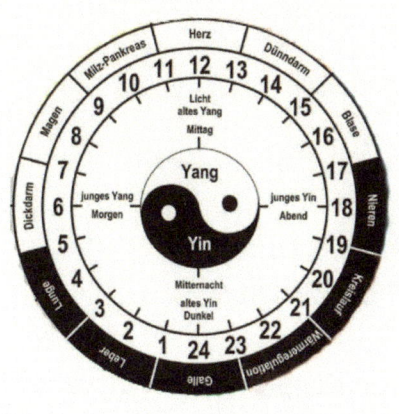

Organuhr

Organuhr Leber

Maximalzeit: 1 bis 3 Uhr
Minimalzeit: 13 bis 15 Uhr

Die Leber entgiftet während der Maximalzeit auf Hochtouren. Menschen mit Leberproblemen (z.B. durch Alkohol, spätes Essen, Medikamente, Drogen) oder Migräne, wachen während der Maximalzeit (1 bis 3 Uhr) häufig auf. Kälte wird oft stärker

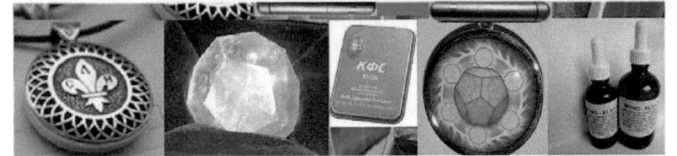

wahrgenommen und die Haut reagiert schmerzunempfindlicher. Während der Minimalzeit, ist die beste Zeit um seine Leber zu entgiften.

Organuhr Lunge

Maximalzeit: 3 bis 5 Uhr
Minimalzeit: 15 bis 17 Uhr

Maximalzeit: Der Körper schüttet verstärkt Melatonin aus und erleichtert so das Durchschlafen. Menschen mit Herzinsuffizienz wachen während der Maximalzeit aufgrund von Atemnot verstärkt auf. Asthmaanfälle sind während dieser Zeit am häufigsten. Der Blutdruck steigt an.

Organuhr Dickdarm

Maximalzeit: 5 bis 7 Uhr
Minimalzeit: 17 bis 19 Uhr

Während der Maximalzeit wird Kortisol ausgeschüttet und der Körper geweckt. Bei

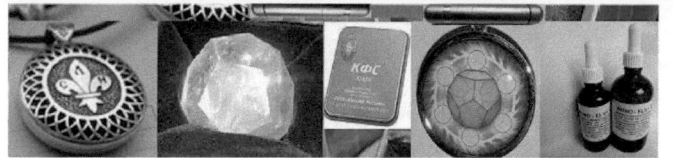

Männern entsteht zusätzlich ein hoher Testosteronschub. Der Dickdarm wird aktiv und der Stuhlgang angeregt.

Organuhr Magen

Maximalzeit: 7 bis 9 Uhr
Minimalzeit: 19 bis 21 Uhr

Maximalzeit: Die Verdauung läuft auf Hochtouren und eine vermehrte Hormonproduktion beginnt. Während dieser Zeit sind wir relativ schmerzunempfindlicher. Während der Minimalzeit ist der Magen in einer Tiefphase. Nach 19 Uhr sollte man keine schwer verdaulichen Speisen mehr zu sich nehmen.

Organuhr Milz

Maximalzeit: 9 bis 11 Uhr
Minimalzeit: 21 bis 23 Uhr

Maximalzeit: Die geistige Aufnahmefähigkeit ist während dieser Zeit am höchsten und

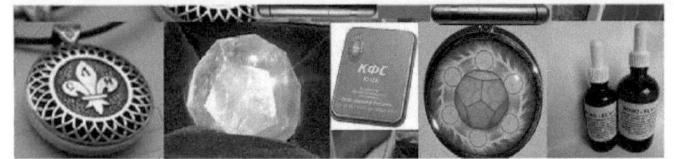

daher für Prüfungen besonders geeignet. Da
der Körper sehr widerstandsfähig ist und Milz
und Pankreas aktiv sind, ist dies auch der
beste Zeitpunkt für Operationen
(beschleunigte Wundheilung).

Organuhr Herz

Maximalzeit: 11 bis 13 Uhr
Minimalzeit 23 bis 1 Uhr

Von 11 bis 13 Uhr ist das Herz am meisten
gefährdet, da es auf Hochtouren läuft.
Belastungen wie Stress und körperliche
Anstrengungen sollte man während dieser Zeit
meiden. Die Konzentrationsfähigkeit sinkt.

Organuhr Dünndarm

Maximalzeit: 13 bis 15 Uhr
Minimalzeit: 1 bis 3 Uhr

Gegen 13 Uhr haben wir ein Mittagstief, Sport
sollte nicht unbedingt betrieben werden, da
die Verdauung beeinträchtigt werden kann.

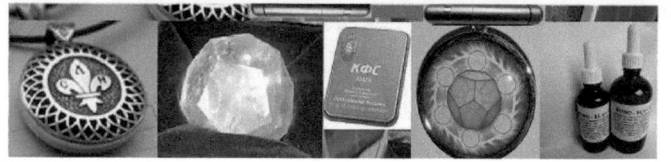

Gegen 14 Uhr ist der Blutdruck und Hormonspiegel niedrig und die Schmerzempfindung reduziert.

Organuhr Harnblase

Maximalzeit: 15 bis 17 Uhr
Minimalzeit: 3 bis 5 Uhr

Ab 15 Uhr ist das Mittagstief überstanden und man fühlt sich voller Energie. Das Langzeitgedächtnis ist in Hochform, der Kreislauf und Blutdruck steigen ein zweites Mal auf den Höchststand an. Die Urinausscheidung ist besonders angeregt.

Organuhr Niere

Maximalzeit: 17 bis 19 Uhr
Minimalzeit 5 bis 7 Uhr

Ab 17 Uhr steigert sich die Vitalität und der Stoffwechsel. Die Niere arbeitet verstärkt und der Magen produziert verstärkt Säure. Kräutertees entfalten während dieser Zeit

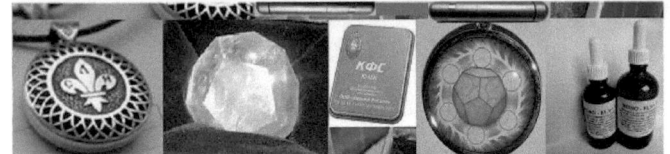

verstärkt ihre Wirkung.

Organuhr Kreislauf

Maximalzeit: 19 bis 21 Uhr
Minimalzeit: 7 bis 9 Uhr

Ab 19 Uhr werden Blutdruck und Puls
abgesenkt. Der Körper leitet die
Erholungsphase der Nachtruhe ein.
Gesundungs- und Allergiemittel werden vom
Körper optimal aufgenommen.

Organuhr Wärmeregulation

Maximalzeit: 21 bis 23 Uhr
Minimalzeit 9 bis 11 Uhr

Die Maximalzeit ist am besten für Meditation
und Entspannungsübungen geeignet. Das
Immunsystem ist sehr aktiv und die
Hormondrüsen erholen sich.

Organuhr Gallenblase

Maximalzeit: 23 bis 1 Uhr
Minimalzeit: 11 bis 13 Uhr

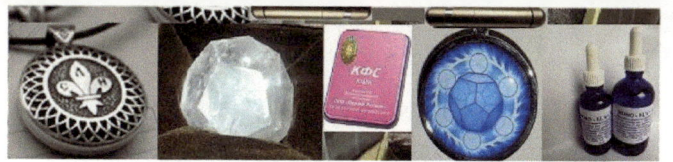

Während der Maximalzeit treten verstärkt Gallenkoliken auf. Der Körper fährt auf „Sparflamme". Der Stoffwechsel ist träge, der Blutdruck, Herzfrequenz und Temperatur senken sich ab. Die Haut regeneriert sich während dieser Zeit besonders gut.

Selbst meine Kinder bitten um Massagen mit dem Massagestab und legen auch selbst Hand an, falls wir keine Zeit haben.
Ich wünsche Dir mit dem Massagestab und mit dem Buch viel Erfolg und Freude. Für Anregungen bin ich immer offen und freu mich auf Deinen Kontakt und über Deine Erfahrungen.

Kolloidales Silberwasser

welchem ich einen sehr hohen Stellenwert einräume, beseitigt alle unerwünschten Bakterien, Viren und Pilze, reinigt von einigen Schwermetallen und trägt entscheidend zur Stammzellbildung bei. Ich verwende es schon seit mehr als 30 Jahren.
Kolloidales Silberwasser
Auch als Augentropfen ist Silberwasser sehr

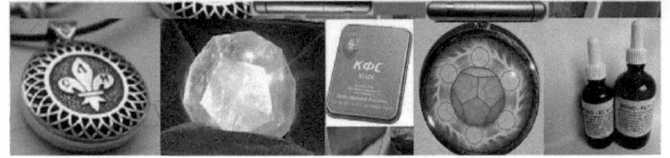

gut geeignet und die Erfolge sprechen für sich. Es kann bei Bindehautentzündung und anderen Entzündungen des Auges eingeträufelt werden, bzw. mit einem Spray eingesprüht werden.

Es wird über sehr gute Erfolge bei tränenden Augen (z.B. wegen Pollenallergie) berichtet. Auf unserer Webseite findest Du mehr Info über kolloidales Silberwasser.

Ich wünsche Dir viel Erfolg und ein Leben in Wohlstand, Gesundheit und Liebe.
Falls Du Fragen hast, freue ich mich auf Deinen Kontakt.

Agnihotra
Heile Deine Atmosphäre und
Deine Atmosphäre heilt Dich

Vor 4 Jahren, begannen meine Frau und ich das Buch zu lesen, welches ich jedem empfehlen kann. Neben Agnihotra sind noch sehr viele wertvolle Informationen in diesem Buch verpackt. Es ist so interessant und gut geschrieben, dass wir es in zwei Tagen gelesen hatten.

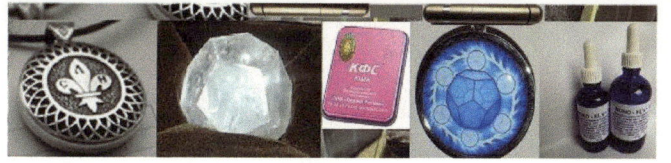

Agnihotra hat unser Leben sehr verändert. Es beginnt schon beim Einhalten der Zeiten um das Ritual durchzuführen. Heute wo ich diese Zeilen schreibe, war es um 07:41 und am Abend werden wir um 18:51 beginnen.
Schon alleine der Gedanke der Danksagung zu Gott bewirkt einiges und darüber hinaus die fantastischen Wirkungen des gesamten Rituals.
Es gibt Rezeptbücher und Beschreibungen über die Heilkraft der Agnihotra Asche und das sogar von Pharmazeuten und anderen Menschen die sich 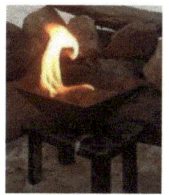 mit der Gesundheit von Mensch, Tier und Pflanze auskennen.
Ich möchte hier nur erwähnen, dass die Auswirkungen im Garten sehr schnell zu bemerken sind und dass es KEINEN Grund mehr gibt, chemische Substanzen im Garten, oder der Landwirtschaft zu verwenden.
Weltweit gibt es schon sehr viele Bauern und Großbetriebe, die nur noch mit „Homa" = auch Agnihotra, - ihre Felder bestellen und beste Erträge und Qualität haben. - Ist Agnikultur.
Auch in der Gesundheitserhaltung und Heilung, gibt es Erfolge, die mehr als erstaunlich sind,

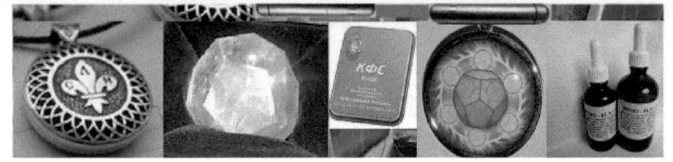

bei leichten Beschwerden, wie bei schweren Krankheiten.

Schon alleine die Erfahrungen, die wir persönlich in den letzten 4 Jahren machten, genügen um ein Buch über diese sensationelle Wirkung von diesem Ritual und der Asche zu schreiben.

Das was das wichtigste ist, ist die Heilung von Mutter Erde!

Agnihotra hat eine Wirkung von 1,5 km in die Breite und bis zu 12 km nach oben. Alle diese Aussagen wurden selbstverständlich getestet und über viele Jahrzehnte beobachtet.

Es erfreut das Herz und gibt Kraft. Reinigt die Psyche, sowie auch alle anderen Ebenen. Ich führe das hier an, weil eine der verbreitetsten Gesellschaftskrankheiten Belastungen der Psyche sind, viele Menschen ausgebrannt und herumirrend sich selbst suchen.

Agnihotra macht uns wieder ganz, gibt Halt und Heilung für Alles was ist.

Auf der Webseite Homatherapie, findest Du alle Infos, die Du brauchst.

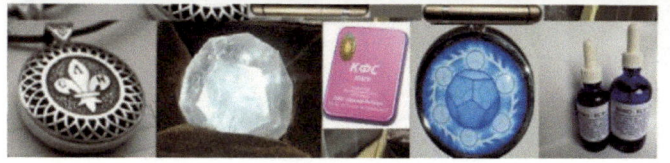

klick einfach aufs Bild

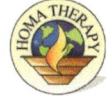 *the Ancient Science of Healing*

Die Zeit ist reif, lasst uns unser Bestes zum Wohle Aller geben.
Wir können alles verändern, schnell und einfach, wir müssen es nur tun!

Ich danke Dir für Dein Interesse. Es freut mich sehr, wenn Du mir Deine Erfahrungen mit dem Massagestab mitteilst.
Falls Du Fragen hast, kannst Du mich gerne kontaktieren.

Ich wünsche Dir Gottes Segen und ein Leben mit guter Gesundheit.

Unsere Bücher kannst Du über den BoD-Verlag: http://bod.de/ über Amazon oder einen anderen Buchhandel bestellen. Den Zugang findest Du schnell unter „CDs und Bücher" in unserem Shop.

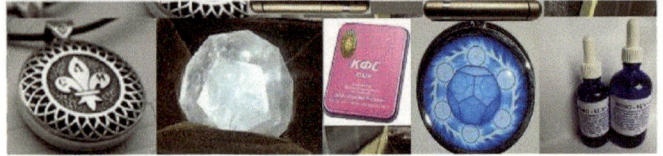

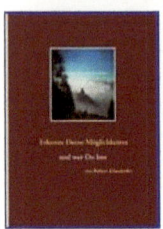

Erkenne Deine Möglichkeiten und wer Du bist – Band 1

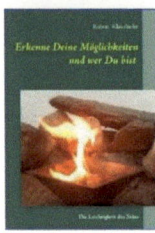

Erkenne Deine Möglichkeiten und wer Du bist - Band 2 –

Die Leichtigkeit des Seins

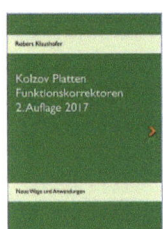

Funktionskorrektoren- Buch neue Auflage 2017

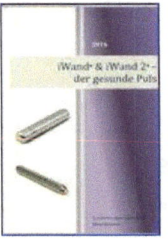

iWand & iWand 2 der gesunde Puls

Ein Buch mit guten Tipps, Anleitungen-das Handbuch für den iWand und den Energie- Stab

Alle Bücher gibt es als e-book

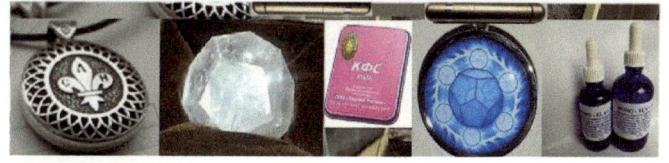

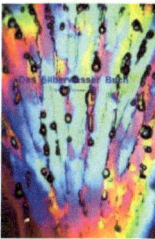 Das folgende Silberwasser- Buch
von Gerhard P. Kirchmayr möchte
ich Dir sehr empfehlen.
Viele gute Infos und Erfahrungen
von vielen Jahren.

Gesundheit und Lebensfreude

Lichtvolle Grüße
Robert Klaushofer
E-Mail: info@robert-klaushofer.com
Skype: robert.klaushofer1
http://shop.robert-klaushofer.com
http://robert-klaushofer.com
http://bewusstes.com

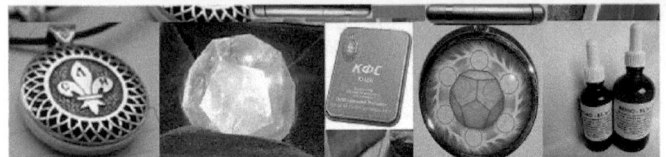

ISBN: 9783746045078
Herstellung und Verlag: BoD - Books on Demand, Norderstedt

9 783746 045078